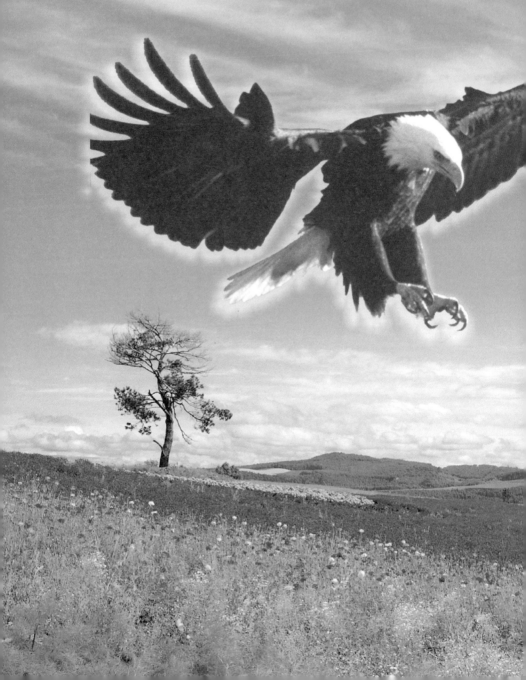

大展好書　好書大展
品嘗好書　冠群可期

大展好書　好書大展
品嘗好書　冠群可期

導引養生功 7

養生太極扇

附教學光碟

張廣德◎著

大展出版社有限公司

國家圖書館出版品預行編目資料

養生太極扇／張廣德 著
－初版－台北市：大展，2005【民94】
　面；21公分－（導引養生功；7）
　ISBN 957-468-426-1 （平裝：附光碟片）
　1.氣功　2.經絡

411.12　　　　　　　　　　　　　94020932

北京體育大學出版社・北京體育大學音像出版社
授權中文繁體字版

養生太極扇

ISBN 957-468-426-1

著　　者／張廣德
發 行 人／蔡森明
出 版 者／大展出版社有限公司
社　　址／台北市北投區（石牌）致遠一路 2 段 12 巷 1 號
電　　話／(02)28236031・28236033・28233123
傳　　真／(02)28272069
郵政劃撥／01669551
網　　址／www.dah-jaan.com.tw
E-MAIL／service@dah-jaan.com.tw
登 記 證／局版台業字第 2171 號
承 印 者／弼聖彩色印刷有限公司
裝　　訂／建鑫印刷裝訂有限公司
排 版 者／ERIC視覺藝術
初版 1 刷／2005 年（民 94 年）12 月　　　　定價 350 元

養生太極扇

出版說明

　　導引養生功是透過意識的運用、呼吸的控制和形體的調整，使身心健康優化的自我經絡鍛鍊方法。它是以人體各系統發病的病因、病理為依據，以中國醫學的整體觀念、陰陽五行、臟腑經絡、氣血理論和現代醫學有關理論為指導，把導引和養生、肢體鍛鍊和精神修養融為一體的經絡導引術，是人們通往身心健康、延年益壽的一門綜合性新學科。

　　導引養生功的關鍵技術是辯證施治，其創新點是對症練功，概括起來，具有五個大特點，即「五性」和「五結合」：① 功醫結合，對症施功，功到病除，具有針對性；② 中西的結合，醫理科學，辯證論治，具有哲理性；③ 練養結合，尤重養生，修身養性，具有全面性；④ 動靜結合，三調一體，形神共養，具有整體性；⑤ 神藝結合，動作優美，語言形象，音樂高雅，具有藝術性。被譽為武術運動的一個新發展，武術的金項鏈。

　　30 年來的推廣實踐和臨床應用均證明，人們無病時可用於預防，有病時可用於治療，病後又可用於康復。其術之簡易，其用之宏大，得到專家、學者的充分肯定和中國政府的正式承認，於 1992 年榮獲國家體育科學技術進步獎。

　　目前，《導引養生功》已經被翻譯為英、日、韓、意、德、法等六國文字出版，受到了國內外廣大朋友們的熱烈歡迎。

　　由於購買者頗多，為了滿足廣大導引養生功愛好者的需求，我社決定對張廣德先生所創《導引養生功》功法分卷修訂，與完整的教學光碟配套，重新出版。該書圖文並茂，彩色製版，圖像清晰，易學易練，很便於大家學習。

養生太極扇

作者簡介

　　張廣德，男，字飛宇，號鶴齡燕人，1932 年 3 月生，河北省唐山人，教授，中華武林百傑，中國武術八段。

　　第一代武術研究生，曾任北京體育大學導引養生學研究室主任，中國高等教育學會導引養生學專業委員會會長，現任北京體育大學導引養生中心名譽主任。

　　1959 ～1963 年，先後畢業於北京體育學院（現北京體育大學）本科和研究生部。畢業後留校任教及從事科研工作。

　　40 多年來，在武術教學中，張教授以「摸規律、抓特點」為治學之本，培養了一批著名的武術人才；在研創養生太極體系中，以易學的哲理及中國醫學中的經絡學說、陰陽五行學說和氣血理論為指導，取得強身健體、防治一些慢性疾病的顯著效果；在創編導引養生功體系中，以系統性、科學性、實效性、藝術性和廣泛適用性等「五性」為宗旨，以易、醫、功、藝、美、樂「六位一體」為核心，筆觸嚴謹，銳意創新，得到了專家承認。在傳授養生太極和導引養生功時，以真心、熱心、耐心「三心」為原則，受到了群眾的熱烈歡迎。目前，該功已推廣到五大洲，據不完全統計，以導引養生功為媒介，有 60 多個國家和地區與我校有著密切交往。

　　張教授所創編的導引養生功，1992 年榮獲國家體育科學技術進步獎；1993 年張教授榮獲國務院頒發的「為高等教育事業做出突出貢獻」榮譽證書，並享有專家特殊津貼待遇；1996 年導引養生功首批被列為國家全民健身計劃推廣項目；1999 年國家體育總局又授予他體育科技榮譽獎；2002 年史康成校長代表北京體育大學再次授予他「在導引養生功的創編和推廣工作中作出了重要貢獻」的獎牌和證書等。

養生太極扇

　　張教授在教研之餘有著書共 19 卷：《自律調節養生術》、《導引養生功‧功法卷（上）》、《導引養生功‧功法卷（下）》、《導引養生功‧功理卷》、《導引養生功‧養生卷》、《導引養生功‧答疑卷》、《養生太極掌（1）》、《養生太極掌（2）》、《養生太極掌（3）》、《養生太極劍（短袍）》、《導引養生‧形體詩韻》、《十四經脈圖解》、《導引養生功圖解》、《兒童意念健身功》、《擒拿百則》、《武術入門》、《導引養生功標準教程‧基礎篇》、《導引養生功標準教程‧強心篇》、《導引養生功—學校教材》等約 400 多萬字，發表導引養生功和武術、太極拳論文 20 餘篇。其中，多篇論著分別榮獲北京體育大學學術研討會、全國武術學會論文報告會、中國體育科學大會及亞洲體育科學討論會一等獎、二等獎和優秀獎。

　　張教授曾多次遠赴日本、法國、德國、澳大利亞、新加坡、荷蘭、比利時、奧地利、英國、葡萄牙、西班牙、義大利、美國等 10 多個國家講學，為弘揚中國養生文化，促進國際間友好往來和中西方文化交流做出了很大的貢獻。

　　張教授現在雖已退休，但他退而未休，除了繼續在國內外普及、傳播中國養生文化外，還精心撰寫著「養生太極體系」中的《養生太極劍（長袍）》、《養生太極操》、《養生太極扇》、《養生太極刀》和導引養生功標準教程「益肺篇」、「補脾篇」、「固腎篇」等養生專著。

　　「欲明人者先自明」，是張教授教書生涯中崇尚的名言：「不爭春榮，笑迎秋霜」是他的人生追求。

養生太極扇

編者寄語

　　健康長壽是每個人的美好願望。千百年來，不少醫家、養生學家都在尋求延年益壽的方法，積累了豐富的經驗和理念，為中華民族的繁衍和發展壯大作出了重大貢獻。

　　隨著社會的進步，經濟、文化的發展，人們的生存條件日益改善，物質文明和生活水準有了顯著提升，使人類的壽命明顯延長，全世界（包括我國在內）面臨著人口老齡化的挑戰。目前，健康已成為現代人的第一需要。

　　什麼是健康呢？在過去很長的時間裏，人們一直認為「不生病就是健康」。然而，錯了！實際上健康並非無病，無病也不等於健康。世界衛生組織（ＷＨＯ）給健康下了這樣的定義：「健康不僅是不生病，而且是身體上、生理上和社會適應上的完好狀態。」這就告訴我們，健康不單純是指生理健康，還包括心理健康和對複雜社會的良好適應能力。

　　還有一組數據值得注意，經專家研究、統計發現，目前健康人群只佔 15%，疾病人群佔 15%，有 70% 左右人群屬於第三狀態，即亞健康狀態（包括所有人群）。由於中老年人隨著年齡的增長，身體中的各種「零件」已逐漸老化了，抵抗力降低了，在 70% 的亞健康人群中，其比例佔了多數。這就給我們每個人、特別是中老年人，提出了新課題，即是在新的環境下如何保持健康、獲得長壽？

　　我們知道，所謂的亞健康狀態是健康與疾病兩者之間的過渡狀態，也可稱為「轉機期」。這個「轉機期」具有雙重性，一種是向穩定、積極、良好的方向轉化，稱為「生機」，使身體由弱變強、使病患者得以康復。一種是向異常、消極、不好的方面發展，稱為「殺機」，變身體機能越來越弱、疾病日趨嚴重，甚至危及生命。

養生太極扇

　　導引養生功體系的編創，考慮了「第三狀態」對人體健康發展、轉歸的雙重性，體現世界衛生組織關於健康新概念的精神：系統地貫徹了身心共同健康的原則，響應和遵循著 2000 年 8 月中共中央、國務院作出的《關於加強老齡工作的決定》精神，試圖為廣大群衆提供一個身心共同健康的「舞臺」，為辛勤工作了大半輩的老年朋友奉獻一份愛心，同時，也使得筆者有機會和大家一起美化「夕陽」，共享晚年之樂，這是我多年來的心願。

　　期望導引養生功的愛好者、參與者們，身體力行，建立科學的生活方式，養成良好衛生習慣，努力培養「自我保健」意識，健康長壽，活過百歲，盡享天年，指日可待。正如南北朝時陶弘景所說：「我命在我不在天」（《養性延命錄》）。也正如三國時期曹操所言「盈縮之期，不但在天，養怡之福，可得永年」。

　　最後，衷心地祝願大家身心健康，學習成功！

張廣德

目　錄

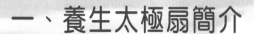

一、養生太極扇簡介

　　養生太極扇，脫胎於養生太極劍，取法於武術、太極及古導引之長，融詩歌、書畫、戲劇、音樂為一體，以中醫的經絡學說、氣血理論為指導創編而成。

　　在套路編排上它疏密得當，錯落有致，清而不雜，化俗為雅。在動作組合上，於樸實中現規整，虛實中藏愜當，可謂無勢不新，但卻勢式不離傳統。這樣，就給習練者較好地發揮技藝創造了有利條件。

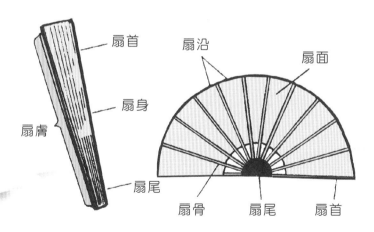

扇首
扇沿
扇面
扇身
扇膚
扇尾
扇骨　扇尾　扇首

扇器之名稱與結構圖

小知識	「膳食均衡」有益健康 　　《黃帝內經》中提出了配膳之原則：「五穀為養，五果為助，五畜為益，五菜為充。」告訴人們每天的膳食宜包括穀類、果類、肉類和蔬菜。因為它們分別起著「養、助、益、充」的不同作用，營養著五臟六腑、四肢百骸等。

養生太極扇

養生太極扇，雖僅有 36 個動作，但就其動作性質而言，可分為「以柔為主、以剛為主、寓剛於柔、剛柔相濟」四大類。下面筆者僅從這四個方面簡述一下養生太極扇的特點：

（一）以柔為主

養生太極扇中「以柔為主」的動作有：神童指路、矯然立鶴、展望前程、雁落平沙、撥雲見日、指點迷津、月臨天宇、孔雀開屏等。這就要求習練者宜根據動作的「柔性」進行身心調整。

在調心方面：宜體現寧靜、祥和、穩健的風範，以飽滿的精神來烘托習練者的勃勃英姿。

在調息方面：（一吸一呼為一息），要求習練者吐故納新，呼出吸入，既要做到細勻深長，又要做到流暢自然，不生硬、不勉強、不憋氣。如能以這樣的呼吸方式與動作之柔性相配屬，不僅能較好地提高習練者的心肺功能，而且能使其發揮出從容不迫、意氣昂揚的演練效果。

在調形方面：習練者的「柔」，是指在「鬆」的基礎上，全身各個關節、各條肌肉，宜做到不僵不滯，舒適自然而協調得體，其動作宜體現出委婉流暢、節奏分

小知識

「導引按蹻」一句出自《素問·異法方宜論篇》：「中央者，其地平以濕，天地所以生萬物也眾，其民食雜而不勞，故其病多痿厥寒熱，其治宜導引按蹻。故導引按蹻，亦從中央出也。」根據王冰注：「導引，謂搖筋骨，動支節。按，謂抑按皮肉。蹻，謂捷舉手足。」

明而細膩。這既有助於疏導全身經絡、暢通氣血、滑利關節、活血化淤。又有助於習練者舉手投足皆具尺度、起落疾徐舒展大方的舞姿之發揮。

（二）以剛為主

養生太極扇中有一些動作是以剛為主的，如：金雞食米、魯陽揮戈、彩雲罩頂、獨立寒秋、青龍捲尾、梅雪爭輝等。這些動作從其結構來看，多帶有一定程度的技擊性質，為了不失其武術攻防之特點，故習練者在演練時，宜將動作做得速度稍快，體現出剛勁挺拔、粗獷激越之陽剛之美。

這種陽剛之美恰好與前面所講的「柔」形成了鮮明的對比，一剛一柔，相交呼應，相互補充，不僅可較好地烘托出習練者舞姿之神采奕奕、灑脫俏麗；而且還有助於提高身體之速度、力量、靈敏、協調、穩健等素質，實為抗老延年所必需，可謂一舉多得。

（三）寓剛於柔

養生太極扇中「寓剛於柔」的動作有：流星趕月、走馬回身、進步連環、枯樹生花、龍驤虎步、馬躍檀溪等。這些動作，從其性質看，由於含有一定的武術攻防

小知識	點穴治療癲癇病 　　中醫認為，本病多因心、肝、脾、腎諸臟的機能失調，導致風動痰湧，陰陽逆亂，神明受蔽而突然發病。取人中、大椎、啞門等穴，有助於緩解該病。另外，古有癲疾晝發取申脈；夜發取照海之說。

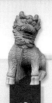

養生太極扇

之特點,故習練者在演練過程中,除了將動作做得稍快些,力量稍大些之外,尚要求將動作做得既見棱見角,又轉折流暢;既翩似驚鴻,又婉若游龍,這種寓剛於柔的演練技巧,不僅有助於展己之長,藏拙創新,而且在發展人體的協調性、韻律感方面,也會收到以剛襯柔、以柔化剛、韻味濃厚的非凡效果。

(四) 剛柔相濟

「剛柔相濟」的動作,是養生太極扇的主體。如:鸞鳳舒翼、紫燕拋剪、迎風揮扇、扇韻生花、天邊掛月、齋馬清風、月影橫窗、古月沉江、昭君捕蝶、麒麟翻浪、孔雀愛尾等即屬此類。

這些動作的特點是,既雄勁沉穩,又俏麗清新;既剛浮於柔,又柔寓於剛,可謂陰陽兼備、剛柔相濟。

習練者在明其理、知其法的基礎上,並融匯運用於自己的技藝修養之中,自然會突破自身之局限,更上一層樓。

《易經》告訴我們,任何事物均有陰陽兩個方面(負陰而抱陽),而陰陽之間是互相制約、互相依存,即「陽以陰為基,陰以陽為用」,「陽根於陰,陰根於陽」,「孤陰不生,孤陽不長」。

小知識

按點穴位防治頭痛:頭痛一症,可因風襲經絡、肝陽上亢、氣血不足而引起。如前額痛多與足陽明胃經不通有關,可點按陽白、印堂、合谷等穴;側頭痛多與足少陽膽經不通有關,可按摩太陽、外關、足臨泣等;後頭痛多與足太陽膀胱經不通有關,可按摩後谿、金門、束骨等穴;頭頂痛一般與肝、腎兩經較為密切,故可點按湧泉、太衝、內關等穴。

養生太極扇

　　這就是古今養生學家為何將「剛柔相濟」、「陰陽兼備」視為強身健體、延年益壽之首務的道理所在。

　　總之，養生太極扇，不論從其動作結構，還是從習練者表演的技巧，抑或從人們健身效果等多方面來看，均要求完整統一，力求完善，需要習練者具有「梅花香自苦寒來」的精神，百折不撓，孜孜不倦地努力方能奏效。我們期待著那種忽而如騰蛟起鳳、大氣磅礴，忽而如春燕輕捷飛舞、婀娜多姿的佼佼者不斷湧現，為五千年巍巍華夏之文明，增添一份亮麗而獨特的風姿。

小知識

　　老花眼即遠視，是由眼睛調節機能障礙所引起的。

　　在看遠處或近處的物體時，晶狀體會增厚或變薄，調節的肌肉是位於晶狀體周圍的睫狀肌。

　　隨著年齡的增長，睫狀肌功能會減弱。欲看近處的物體時，晶狀體卻沒有膨脹，焦點於視網膜後方結像，看不清近處的物體，即為「遠視」。

　　晶狀體失去彈性，會變薄，無法恢復原狀，稱為老花眼。一般是戴凸透鏡矯正。

養生太極扇

養生太極扇

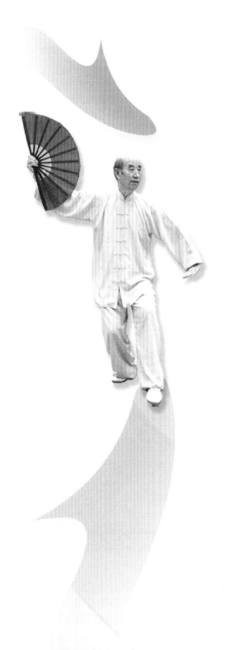

二　養生太極扇動作說明

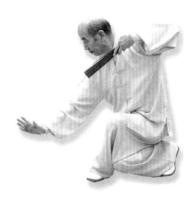

養生太極扇

套
路
圖
解

預備式：

寧神靜立

　　併步站立，周身放鬆，身體中正，怡然自得；左臂內旋，左手持扇尾，右掌心輕貼於右大腿外側；眼平視前方。

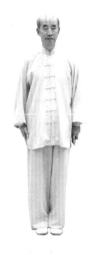

要點提示：

　　1. 胸腹舒鬆，兩肩下沉，下頦微向內收。

　　2. 氣定神斂，思想集中，準備練功。

養生太極扇

第一段

第一式　神童指路

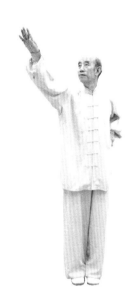

套路圖解

　　隨著吸氣，身體緩慢左轉，左手持扇屈肘上提置於章門穴處（章門：屬足厥陰肝經穴，位於第十一浮肋游離端的下方），左手心朝下，扇首朝左後上方；同時，右掌隨右臂內旋和身體左轉向右前上方弧形擺起，右臂沉肘自然伸直，手心朝前下方，右腕與頭頂大抵齊平，右掌指向右前上方；眼隨右手的方向寧神遠望，宛如神童指路，四通八達。

要點提示：

　　1．身體左轉時，上體正直，百會上頂。

　　2．右掌向右前上方弧形擺起，應以腕關節頂端領先，同時，眼睛應巡視右掌。

　　3．吸氣時，要細、勻、深、長，當右掌擺至右前上方時，應屏息片刻，動作稍有停頓。

　　4．思想集中，淨化大腦，專心練扇。

神童指路	名稱	神童：指聰明異常的兒童。《梁書·劉孝綽傳》：「孝綽幼聰敏，七歲能屬文，舅齊中書郎王融深賞異之，常與同載適親友，號曰神童。」
	內涵	指路：即指明行進的方向，使之四通八達。

養生太極扇

套路圖解

第二式　矯然立鶴

　　1．接上勢，隨著呼氣，左手持扇不動；右掌隨右臂外旋和身體繼續左轉擺至身體左前上方，掌心斜朝上，臂自然伸直，右腕大抵與頭頂齊平；眼看右掌。

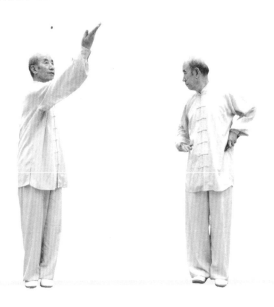

　　2．隨著吸氣，身體右轉，右腳尖稍外擺，重心移至右腳；同時，右臂沉肘回帶、使右掌收於右腰側，掌心朝上；眼之餘光看手。

矯然立鶴 名稱內涵	矯然：強壯有力、高昂的樣子。
	鶴：有丹頂鶴、灰鶴、蓑羽鶴等。年壽長，人稱仙鶴，常用於祝壽之語。
	立鶴：如鶴之企足延頸而立，以為佇望之意。三國曹植《洛神賦》：「竦輕軀以鶴立，若將飛而未飛。」
	矯然立鶴，即形容動作矯健俊秀，與象不同。

養生太極扇

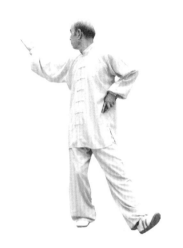

　　動作不停，左手持扇不動；右腿稍下蹲，左腳向左前方上步，腳跟著地；同時，右掌向後弧形擺起，高與肩平，掌心朝上；眼看右掌。

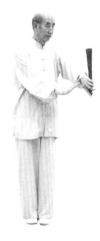

套路圖解

　　3. 隨著呼氣，身體左轉，重心前移，左腳踏實；右腳向左腳併攏，兩腿由屈逐漸伸直；同時，左手持扇向左前方推出，手心朝側，扇身垂直於地面；右掌經肩上、耳旁向前按於左手腕陽池穴上（陽池：屬手少陽三焦經穴，位於腕背橫紋中，當指伸肌腱的尺側緣凹陷處）。恰如仙鶴伸頸遠眺，矯健俊秀之姿；眼看左前方。

要點提示：

　　1. 整個動作要連貫圓活，不僵不拘。當完成「矯然立鶴」時，應稍有停頓，體現出自然鎮靜，敏捷穩健之氣勢及如鶴之企足延頸佇望而立之體姿。

　　2. 右手按於左腕陽池穴時，兩肩和兩肘宜下沉。

　　3. 眼隨手動，協調自然。

小知識	陰氣者，靜則神藏，躁則消亡。
	——《黃帝內經》

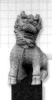

養生太極扇

套路圖解

第三式　展望前程

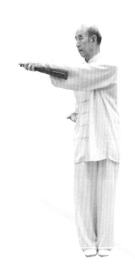

　　1. 隨著吸氣，身體右轉，右掌收於右腰側，掌心朝上；左手持扇由下向右抄擺至約與肩平，手心朝下，左臂自然伸直，扇身貼臂藏於左臂之下；眼看左手。

　　動作不停，身體左轉，右腿半蹲，左腳隨轉體向左上步，腳跟著地，重心偏於右腳；同時，左臂稍向內旋，左手持扇向上、向左擺至身體左前方，左臂自然伸直，扇身貼於左臂之下；右掌向下、向右擺起，右臂自然伸直，掌心朝上；眼看右掌。

名稱內涵 展望前程　　「展望前程」常用於說明人有遠大的抱負和崇高的理想，也用以形容人刻苦勤勞，努力向上，衝破重重困難，去創立偉大事業的精神。

2．隨著呼氣，重心前移，左腳踏實，右腳與左腳併攏，兩腿由屈逐漸伸直；同時，左手持扇下沉置於左胯旁，左臂稍屈，扇身垂直於地面，左手距胯約20公分；右掌經肩上、耳旁向前弧形推出，右臂自然伸直，右手坐腕，掌指朝上；眼看右掌。

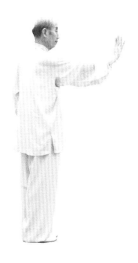

要點提示：

1．左腳上步時，既要輕飄自如，又要穩健瀟灑，做到不僵不拘，恰如閒庭信步一般。

2．上下肢協調一致，眼隨手動。

| 小知識 | 　　小腿肚抽筋，正確的說法，應該是腓腸肌痙攣。是因為腓腸肌（小腿肚）的過度疲勞，或感覺疲勞時腳著涼所造成的。治療時可按承筋、承山、合陽等穴。 |

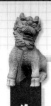

養生太極扇

第四式　雁落平沙

　　1.　隨著吸氣，重心下沉，左腿彎屈，右腳後撤，腳尖稍外擺成左弓步；同時，右掌隨右臂外旋收於腰側，掌心朝上；左手持扇隨左臂內旋前擺至與肩平；眼看左手。

套路圖解

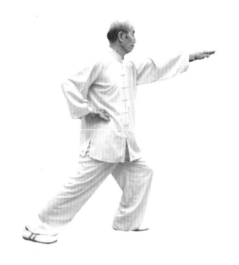

名稱內涵
雁落平沙

　　雁，鳥綱，鴨科，大型游禽，大小、外形，一般似家鵝。嘴寬而厚，雌雄羽色相似，以淡灰色為主，並有斑紋。主食植物嫩葉、細根、種子，我國常見的有鴻雁、豆雁等。

　　雁，每年春分後飛往北方，秋分後飛回南方，準時無誤，為候鳥的一種。雁飛行的特點是，飛成行，止成列，長幼有序，不相逾越，故古時晚輩首次問候長輩時，以雁為贄（見面禮）。

　　雁落平沙，嗩吶曲，起源於陝西民間，以雙嗩吶模擬群雁飛鳴的情景，其節奏明朗，有濃厚的民間色彩。此處亦然。

養生太極扇

套路圖解

2．隨著呼氣，左腳向右腳後方插步稍蹲；同時，左手持扇稍向上劃弧收抱於右胸前，掌心朝外，扇首斜朝下；右掌向後、向上（此時眼看右掌）落於右胸前扶於扇尾，準備接扇；眼看扇首。

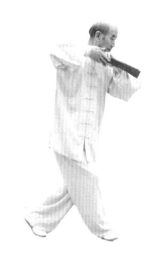

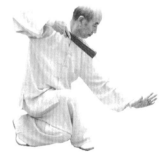

不停，兩腿下蹲成歇步；同時，右手接握扇尾於右胸前，手心朝裏，左掌向下、向前挑起；眼看左掌。

要點提示：

1．右腳撤步、左腳插步宜連貫進行；左手持扇抱於右胸前與轉頭協調一致。

2．成歇步時，兩腿宜盤緊，並與左掌前挑協調一致。

小知識	子曰：「不患人之不己知，患不知人也。」意思是講不憂慮別人不瞭解自己，只憂慮自己不瞭解別人。 ——《論語》

養生太極扇

套路圖解

第五式　金雞食米

　　1. 隨著吸氣，身體稍起，左腳上步；同時，右手持扇落於右腰側；眼看左掌。

　　2. 隨著呼氣，右腳與左腳併攏，兩腿並蹲，右腳下震；同時，右手持扇向前平刺，扇身平行於地面，左手扶於右臂列缺穴處（列缺：屬手太陰肺經穴，位於橈骨莖突的上方，腕橫紋上 1.5 寸處）；眼看扇首。

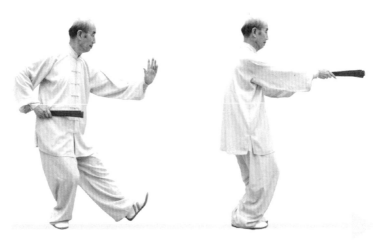

要點提示：

　　1. 右手持扇前刺與右腳併步下震宜同時。

　　2. 鬆腰斂臀，上體中正。

金雞食米 名稱內涵	雞，本是普通的家禽，但在傳統的觀念裏，雄雞卻佔有顯著地位，稱為吉祥物。據說，雄雞有五德：頭頂紅冠，文也；腳踩斗距，武也；見敵能鬥，勇也；找到食物能召喚其他雞來吃，仁也；按時報辰，信也。 　　養生太極扇中的「並步持扇平刺」猶如「金雞食米」一般，故而得名。

第六式　鸞鳳舒翼

1. 隨著吸氣，兩腳和兩手不動；同時，右手持扇隨身體順時針轉動，以腕為軸纏繞一周，置於身體左前方，手心朝上；眼看扇首。

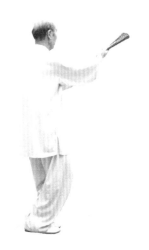

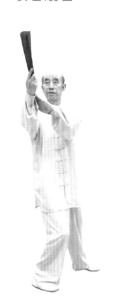

繼續吸氣，右腳向右後方撤步，腳尖外擺，身體右轉，重心後移，右腿半蹲；同時，右手持扇向右側斜上方挑起，左手仍不動；眼看扇首。

名稱內涵	
雁落平沙	鸞，傳說中的鳳凰一類的鳥。《爾雅·釋鳥》：「鸞鳥⋯⋯鳳凰屬也。」 　鳳，是鳳凰的統稱，是古代傳說中的鳥王，屬四靈之一。它與龍一起構成了龍鳳文化。其形據郭璞注：「雞頭、蛇頸、燕頷、龜背、魚尾、五彩色、高六尺許。」 　養生太極扇中的「虛步展扇」之動作，如同「鸞鳳舒翼」一般，故而得名。

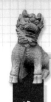

養生太極扇

　　2．隨著呼氣，身體左轉，左腳回收腳尖點地成左虛步；同時，右手屈腕（向手心方向）展扇於身體右側，扇面朝前，左掌落於左胯旁，掌心朝下，掌指斜朝內；眼平視左前方。

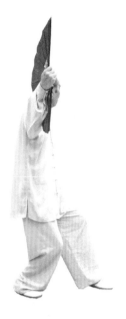

正面圖

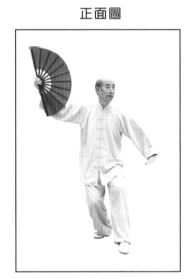

要點提示：

　　1．右手持扇纏繞時，應以腰的轉動為主，體現出「腰為主宰」之特點。

　　2．成虛步、右手展扇、左掌側撐與轉頭協調一致。

養生太極扇

第七式　紫燕拋剪

　　隨著吸氣，右腿伸直，身體右轉；左腳後撩，左腿彎屈；同時，右手持扇向右後方疊合劈出，右手心朝上，左掌亮於頭之左前上方；眼看扇首。

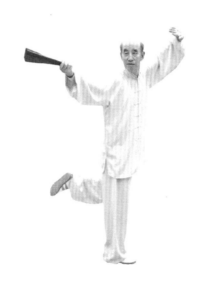

套路圖解

要點提示：

　　右手摺扇、左腳後撩、左掌上架與轉頭協調一致，體現出動作的整體性。

紫燕拋剪 名稱內涵	燕，自古以來稱為吉祥鳥，其形象俊俏，飛舞輕盈，尾剪春風，與人友善，倍受人們喜愛。每當秋天飛往南方，第二年春天，又飛回北方，為典型候鳥。因此，燕被稱為春天的象徵。 　　「紫燕拋剪」一勢，其意與其相似，猶如翩翩起舞，優美動人。

第八式　蛟龍臥潭

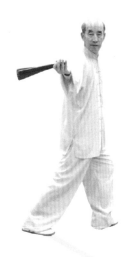

1. 隨著呼氣，左腳向前落地，腳尖外擺；同時，左手背貼於腰後，右手持扇翹腕下沉，使扇與臂約成 90 度夾角；眼看扇首。

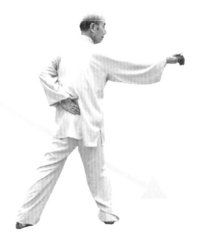

繼續呼氣，右腳上步，腳尖內扣；同時，右手持扇隨身左轉平移至身體右側；眼看扇首。

<table>
<tr><td>蛟龍臥潭　名稱內涵</td><td>　　傳說，龍是最大的靈物，為四靈之首。自古以來，人們一般把有鱗的龍，稱為蛟龍。而蛟龍既能興雲佈雨，又能在江海中翻浪暢遊。
　　養生太極扇中的「盤根展扇平擊」，猶如「蛟龍臥潭」，好不自在。</td></tr>
</table>

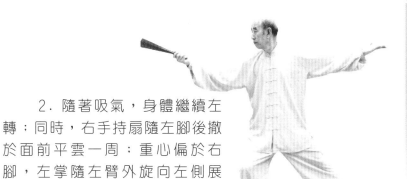

2.隨著吸氣,身體繼續左轉;同時,右手持扇隨左腳後撤於面前平雲一周;重心偏於右腳,左掌隨左臂外旋向左側展開,掌心朝上;眼看扇首。

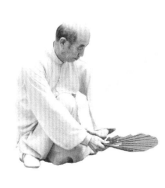

套路圖解

3.隨著呼氣,右腳向左腳左後方插步下蹲成盤根步;同時,右手持扇向左側展扇平擊,停於身體左前下方,左手扶於右臂大陵穴(大陵:屬手厥陰心包經穴,位於腕掌橫紋的中點處);眼看扇面。

要點提示:

1.左、右腳上步、轉身插右腳與右手持扇平雲,宜連貫進行。

2.下蹲成盤根步、右手弧形展扇與轉頭,協調一致。

小知識	治血必順氣,氣降而血自流行; 溫血必先溫氣,氣暖而血自運動; 養血必先養氣,氣旺而血自滋生。 ―― 《證治匯補》

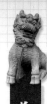

養生太極扇

第九式　魯陽揮戈

　　1. 隨著吸氣，身體稍起，以右、左腳掌先後為軸轉體約 270 度，重心移於左腳，上體後仰；同時，右手持扇（扇面仍展開）順勢移至身體右後方，繼而於右臂之上旋轉疊扇，扇首朝向面部，左手隨右臂旋轉撚揉大陵穴處；眼看扇首。

套路圖解

正面圖

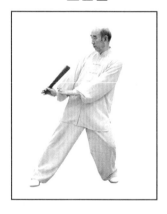

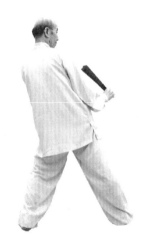

魯陽揮戈 名稱內涵	典出《淮南子·覽冥訓》。戰國時期，楚國的魯陽公與韓國軍隊作戰，雙方戰鼓齊鳴爭鬥激烈，時當傍晚，太陽落山。魯陽公舉戈揮向太陽，太陽也倒回了三舍（古代 30 里為一舍）。 　　「魯陽揮戈」，就是從這個故事而來。後來人們就用「魯陽揮戈」一詞，讚揚某人堅強勇敢，挽回局勢。也可用它形容氣慨豪邁，威震天地。 　　養生太極扇，就是借用「魯陽揮戈」的堅強勇敢之意，從而增強體質，戰勝疾病，恢復健康。

養生太極扇

　　2．隨著呼氣，重心前移，右腿伸直，左腿屈膝提起，小腿斜垂，左腳內扣，腳面繃平；同時，右手持扇向前下方截擊，右臂伸直，左掌經腰側亮於頭之左側上方；眼看扇首。

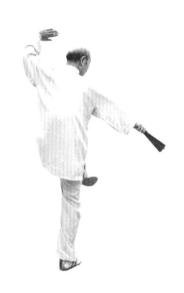

套路圖解

要點提示：

　　1．該勢身體右轉與右手疊扇，宜協調一致。

　　2．右手持扇在右臂上纏繞時，臂宜伸直，同時，身體微向後仰。

　　3．成獨立勢時，上體稍前傾。

小知識	血虛者，補其氣而血自生； 血滯者，調其氣而血自通； 血外溢者，降其氣而血自下； 血內溢者，固其氣而血自止。　　《溫病條辯》

養生太極扇

第十式　撥雲見日

　　1．隨著吸氣，身體稍左轉，左腳向前落地，腳尖外擺，兩腿半蹲；同時，右手持扇在面前平雲一周落於胸前，扇首稍高，左掌扶於右腕大陵穴；眼看扇首。

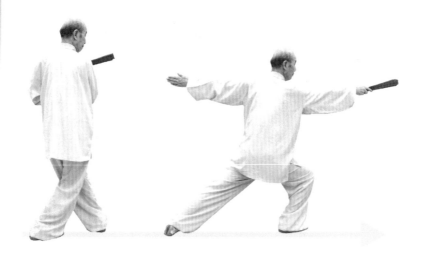

　　2．隨著呼氣，重心前移，右腳上步成右弓步；同時，右手持扇隨右臂稍內旋前刺，臂與肩同高，扇身平行地面，左掌後伸，左臂伸直；眼看扇首。

要點提示：

　　1．做雲扇動作時，右手持扇宜先上提至與頭齊，保持雲扇與地面平行。

　　2．右手持扇前刺與左臂後伸應保持一條直線；右腳上步應由虛步逐漸變成弓步。

撥雲見日 名稱內涵	此語比喻除去障翳，得見光明。《世說新語・賞譽上》衛伯玉曰：「此人之水鏡也。見之若撥雲霧睹青天。」

第二段

第十一式　迎風揮扇

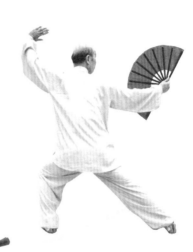

1. 隨著吸氣，重心後移，上體稍左轉，右腳尖內扣成右橫襠步；同時，右手屈腕（向手心方向）展扇於右臂內側，扇面朝前，左掌亮於頭之左前上方；眼看扇沿。

2. 隨著呼氣，上體稍右轉，重心前移，右腳尖外擺成右弓步；同時，右手持扇順勢疊合向右平劈，手心朝上，高與肩平，左手握拳（方拳）收於左腰側；眼看扇首。

要點提示：

　　橫襠步展扇和弓步疊扇，宜連貫進行；成弓步時，身體宜斜中正。

迎風揮扇 名稱內涵	迎風：其意是對著風，即所謂對面吹來的微風，清爽舒適。在這種芳草迎春的環境下，習練者手持綢扇，翩翩起舞，給人以美的享受。

養生太極扇

第十二式　流星趕月

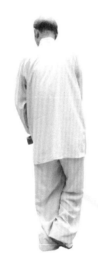

　　1．隨著吸氣，重心後移，左腿半蹲，右腳回收點於左足弓內側成右丁步；同時，右手持扇隨右臂內旋下掛於胯旁，左拳變掌扶於右臂列缺穴處；眼看扇首。

套路圖解

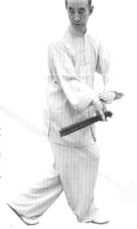

　　2．隨著呼氣，左腳不動，身體右轉，右腳上步，外擺落地，兩腿仍半蹲；同時，右手持扇隨右臂外旋順勢弧形穿掛於身體右側，左手不動；眼看扇首。

要點提示：

　　練習該勢與下一勢「走馬回身」宜連貫進行，步隨身轉，扇走立圓。

流星趕月	名稱	流星：指分佈在星際空間中的細小物體和塵粒，叫做流星體。它們飛入地球大氣層，跟大氣摩擦發生光和熱，這種現象叫流星。通常所說的流星，是指這種短時間發光的流星體。
	內涵	演練養生太極扇中「左右穿掛」的動作，速度稍快，恰似流星追趕月亮一般。

第十三式　走馬回身

1. 繼續呼氣，身體稍右轉，重心移於右腳，右腿自然伸直；同時，右手持扇後刺，左掌側伸，掌心朝側；眼看扇首。

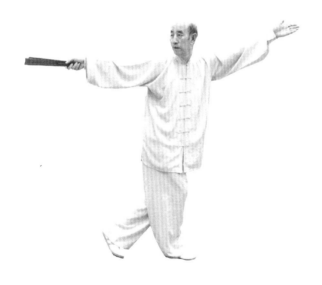

名稱內涵 走馬回身	「凱歌辭舊歲，駿馬迎新春」一般用於節日喜慶聯。祝願事業或工作「旗開得勝、馬到成功」。但事物的發展不是一帆風順的，總是伴隨著順利與困難的交替。 　　此處的「回身」，猶如發展中出現的一道難關，以靈活應變的精神，順利地度過，最後取得勝利。

2. 隨著吸氣，左腳隨身體右轉弧形蓋於右腳外側，兩腿自然彎屈；同時，右手持扇弧形向上、向左劈出後，置於左胯旁，左手扶於右臂列缺穴處；眼看扇首。

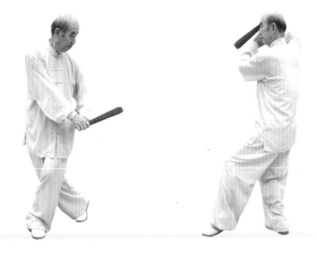

繼續吸氣，以右腳掌為軸，身體右轉，左腳尖稍內收點地；同時，左手不動，右手持扇順勢弧形上提於右側耳旁；眼看扇首。

要點提示：
　　同上一勢「流星趕月」。

小知識	人心難測，海水難量。意思是：人心像海水一樣難以測量。
	——（明）凌濛初《二刻拍案驚奇》

第十四式　進步連環

　　隨著呼氣，左腳上一小步，隨之蹬地，右腳跟進於左腳之後，繼而，左腳再向前半步落地；同時，右手持扇順勢向後下落，左掌隨左臂外旋向前挑起；眼看左掌。

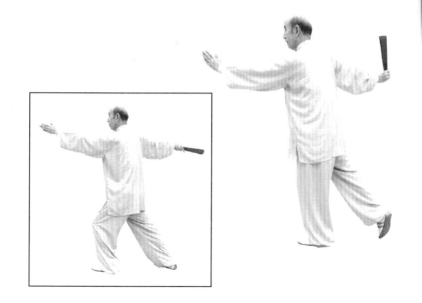

要點提示：

　　1．該勢與下一勢「彩雲罩頂」，宜連貫進行，協調一致。

　　2．進步時，身體宜保持正直。

名稱內涵 進步連環	此處的「進步」，是指養生太極扇中的一種步法。由於左、右腳依次交替連環進行，故該勢命名為「進步連環」。

第十五式　彩雲罩頂

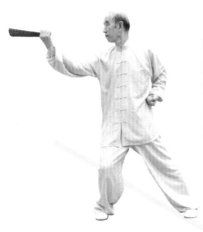

養
生
太
極
扇

1. 隨著吸氣，身體左轉，右腳上步內扣，重心偏於右腳；同時，右手持扇向前撩擊，扇與右臂約成 90 度夾角，左手握拳（方拳）收於左腰側；眼看扇首。

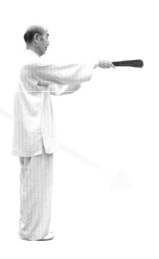

套
路
圖
解

2. 隨著呼氣，身體繼續左轉，左腳回收與右腳併攏，兩腿伸直；同時，右手持扇順勢回劈，高與肩平，左拳變掌扶於右臂列缺穴處；眼看扇首。

要點提示：

1. 右腳上步內扣、左手握拳與右手持扇前撩，協調一致。

2. 左腳回收併步劈扇宜身體中正，百會上頂。

彩雲罩頂名稱內涵	彩雲，指多種顏色的雲。李白《早發白帝城》詩云：「朝辭白帝彩雲間，千里江陵一日還。」古人認為，彩雲是祥瑞的象徵，太平的徵兆。也可作為吉祥的對聯「彩雲追月，駿馬迎春。」 　　養生太極扇中的「轉身劈扇」動作，從外形上看，猶如彩雲罩頂一般。

第十六式　古月沉江

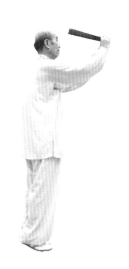

1．隨著吸氣，腳跟拔起；同時，左手不動，右手持扇於面前平雲 180 度（稍仰面）；眼看扇身。

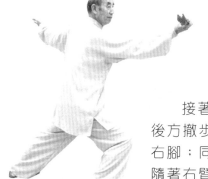

接著，腳跟落地，左腳向左後方撤步，右腿彎屈，重心偏於右腳；同時，右手繼續順勢平雲隨著右臂伸直置於身體右前方，手心朝上，左掌順勢後伸，掌心朝上；眼看扇首。

古月沉江 名稱內涵	月，月球的通稱。其光芒是由太陽光反射出來的。特別是十五的月亮，高掛碧空，其光如水，格外動人。 　養生太極扇中的「古月沉江」之「丁步展扇」動作，猶如古雅清澈、沉浮寂寥的月色，其生動氣韻，使人賞心悅目。

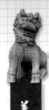

養生太極扇

　　2．隨著呼氣，重心左移，右腳點於左足弓內側成右丁步；同時，右手屈腕（向手心方向）展扇揮擊於左小腿外側，扇面平行於地面，左掌扶於右臂大陵穴處；眼看扇面。

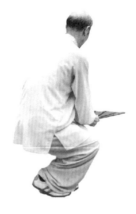

要點提示：

　　1．成右丁步、右手展扇、左掌扶於大陵與轉頭，協調一致。

　　2．成右丁步時，年老體弱或病患者，姿勢可高些。

小知識	子曰：「君子不重，則不威；學而不固，主忠信（以忠實誠懇為主要品德）。無友不如己者（不要與比自己差的人交朋友）。過，則勿憚（害怕）改。」 —— 《論語·學而第一》

第十七式　昭君捕蝶

　　1．隨著吸氣，身體稍起並右轉，右腳向右後方撤步，腳尖外擺成左橫襠步；同時，右手持扇順勢右擺至身體右前方，左手不動；眼看扇面。

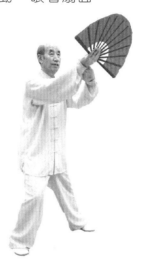

昭君捕蝶 名稱內涵

　　昭君，又名王嬙。據《後漢書・南匈奴傳》載，她是湖北省秭歸縣人。在西漢元帝時，十幾歲的王嬙，以良家婦女的身份選入元帝後宮，做了一名宮女。一直沒有得到元帝的寵愛。在精神上感到枯燥、乏味、沉重、壓抑。

　　但是，由於一個偶然的歷史事件，那就是西元前33年，當匈奴的勢力多次遭到漢朝沉重打擊的情況下，匈奴族的首領呼韓邪單于入朝漢元帝，表示稱臣，元帝為了籠絡匈奴單于，決定賜給單于 5 個宮女，王昭君聽到這個消息，便主動要求前去，漢朝同意了她的請求，於是就跟隨呼韓邪到了匈奴，並做了他的妻子。

　　王昭君出塞和親，既開啓了漢、匈關係的新篇章。又表現了王昭君追求自由，一往無前的可貴精神。

　　「昭君捕蝶」，就是發生在昭君出塞的路途中，此舉體現著昭君的心情由苦惱轉向如意。

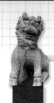

養生太極扇

套路圖解

2．隨著呼氣，左腳向右腳後方插步下蹲成盤跟步；同時，右手持扇隨右臂內旋，左掌隨左臂外旋接過右手扇下壓，扇面離地約 10 公分，右掌收於右胯旁，右臂自然成弧形，掌心朝下；眼看扇面。

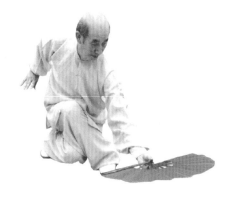

要點提示：

1．該動作宜柔和緩慢，體現出「聚精會神、小心翼翼」之內涵。

2．成盤根步時，因人而異，年老體弱多病者，姿勢可高些。

| 小知識 | 明者舉大略細，不忮不求。意思是：精明的人著眼於大的方面，不計較細小事情，而且不忌恨他人，不求備於他人。 ——《抱朴子·接疏》 |

第十八式　獨立寒秋

1. 隨著吸氣，身體稍起，以左、右腳先後為軸身體左轉約 180 度；同時，右手接過左手之扇，並順勢疊扇左轉；眼看扇首。

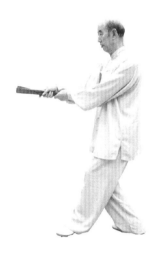

獨立寒秋　名稱內涵

「獨立寒秋」一詞，出自毛澤東先生《沁園春·長沙》。該詞主題是歌頌 1925 年革命處於一片大好形勢。詞一開頭，毛主席就以傳神的筆觸，為我們描繪出一幅氣魄宏偉的革命浪漫主義圖畫：「獨立寒秋，湘江北去，橘子洲頭，看萬山紅遍，層林盡染，漫江碧透，百舸爭流……」

可以看出，在毛主席的筆下，深秋的景色，是多麼生機勃勃而壯麗。

養生太極扇中的「獨立寒秋」，是用來體現人們、特別是中老年人、病患者戰勝衰老和疾病的決心，煥發出「人老心不老、人老不服老」勇往直前的精神。

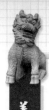

套路圖解

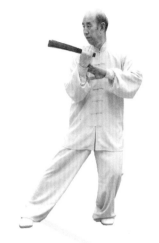

　　繼續吸氣，身體繼續左轉約 30 度；右腳上步，腳尖內扣，左腿半蹲；同時，右手持扇在面前平雲一周後收於右胸前，左手移於右腕大陵穴處；眼看扇首。

　　2．隨著呼氣，右腿伸直，左膝提起，小腿斜垂，腳面繃平內扣；同時，右手持扇向右平刺，手心朝前，左掌架於頭之左前上方；眼看扇首。

要點提示：

　　1．身體左轉、右手摺扇、面前雲扇與提膝刺扇動作，宜連貫並稍快。

　　2．成獨立勢時，腳趾抓地，百會上頂。

小知識	心靜則神悅，神悅即福生。
	—— 《遵生八箋》

第十九式　枯樹生花

　　隨著吸氣，左腳向左橫跨一小步，右腳向左腳併攏，兩腿伸直；同時，右手隨右臂稍外旋屈腕（向手心方向）展扇於右臂內側，左手握拳（方拳）收於左腰側；眼看扇沿。

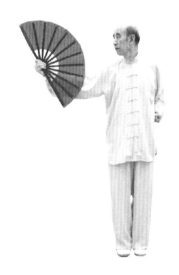

套路圖解

要點提示：

　　成併步站立時，體現出剛勁挺拔之身姿，寓意著人雖老，然心末老、體末衰，可謂老當益壯。

枯樹生花 名稱內涵	典出宋·李石《續博物志》：枯木一旦生花，花又有汁甜如蜜，人教令食之，遂取此花及汁並食之，食訖成仙。 　　這個故事，純屬無稽之談，但從另一個角度來看，它卻體現著任何事物均是可變的道理，故古人常以「枯樹生花」，來比喻重獲生機。

45

第三段
第二十式　金雞頷首

　　隨著呼氣，腳跟拔起；同時，右手持扇隨右臂伸直向右疊扇平劈，左手仍握拳於左腰側；眼看扇首。

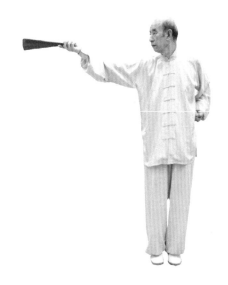

要點提示：
　　百會上頂、腳跟提起與右手疊扇，協調一致。

名稱內涵	
金雞頷首	「金雞」之內涵見「金雞食米」一勢。 頷，即下巴，也作點頭解。 　　顧名思義，養生太極扇中的「金雞頷首」，就是指，習練者手持綢扇「提踵疊扇前點」，猶如頷首一般。

第二十一式　青龍捲尾

1. 隨著吸氣，腳跟落地；同時，右手持扇隨右臂內旋使扇首垂直地面，眼看扇首。

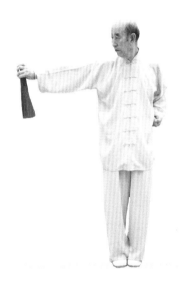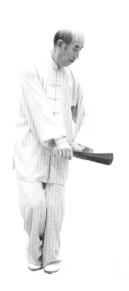

繼續吸氣，左腳向左橫跨一步，隨之右腳收於左足弓內側，腳尖點地，兩腿微屈；同時，右手持扇下掛於左胯旁，左拳變掌扶於右臂列缺穴處；眼看扇首。

青龍捲尾 名稱內涵	關於「龍」之內涵，見「蛟龍臥潭」一勢。 捲尾，顧名思義，是指龍尾纏繞，其力無比。 養生太極扇中的「青龍捲尾」，是指「右手持扇回身下刺，力達扇首」而言。

養生太極扇

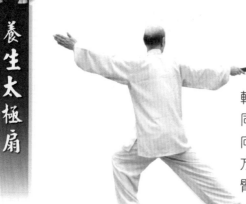

繼續吸氣，隨身體右轉，右腳撤步，左腿彎屈；同時，右手持扇隨身體右轉向上、向右下掛於身體右後方，扇與臂成一條直線，左臂伸直；眼看扇首。

套路圖解

2. 隨著呼氣，重心後移，身體左轉，左腳撤步成右弓步；同時，右手持扇翹腕經肩上、耳旁回身下刺，左掌經左腰側弧形亮於頭之左前上方；眼看扇首。

要點提示：

1. 左、右腳撤步與左、右手穿掛，既要走立圓，又要協調一致。

2. 成弓步刺扇時，右手持扇宜鬆握。

小知識　　　寢不屍，居不容。意思是說睡覺時不要挺著身體像死人一樣，在家的時候也不要過分地講究容貌儀態。

——《論語》

養生太極扇

第二十二式　齋馬清風

1. 隨著吸氣，重心左移，左腳尖稍外擺，右腳尖稍內扣，右腿自然伸直；同時，右手持扇內收上移至左胸前，左掌拍擊抓握右腕背面；眼看雙手。

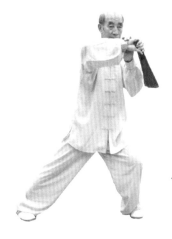

套路圖解

齋馬清風　名稱內涵

　　典出《舊唐書・馮元淑傳》。唐代，有一人叫馮元淑，在武則天時期，任清漳縣令，政績尤為突出，老百姓對他敬若神明。後來，馮元淑又出任浚儀、始平二縣令，都單人獨騎，前去赴任，從不把妻子兒女帶在身邊。他所騎的馬，午後就不再餵草料，馮元淑說，這是讓馬作齋戒。他自身及隨從奴僕，每天只吃一頓飯。節省下來的俸祿，都用來作辦公的費用，並且賜給貧寒之人。有人譏笑他是為了沽名釣譽，馮元淑說：「這是我的本性，不覺得清苦。」

　　「齋馬清風」，就是從這個故事來的。人們用它來頌揚官吏居官清廉。

養生太極扇

繼續吸氣，重心逐漸移於右腳；同時，右手持扇隨右臂外旋在面前平雲一周，置於身體左前方，重心再移至左腳，扇身平行地面，扇與前臂之夾角為 90 度，左掌順勢移至右腕手心方向；眼看扇首。

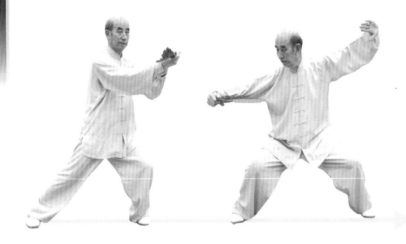

套路圖解

2．隨著呼氣，兩腿下蹲成馬步；同時，右手持扇隨右臂側撐屈腕展扇於身體右側，扇面平行於地面，高與腰齊，左掌側撐於身體左側，左臂成弧形，掌心朝斜下，掌指斜朝裏；眼看扇面。

要點提示：

1．左手抓握右腕時，動作稍快，並帶有拍擊聲，接著右手持扇緩慢纏繞是在腰的轉動下完成，體現出「主宰於腰」之特色。

2．下蹲成馬步，展扇於身體右側時，動作宜快。

| 小知識 | 治療神經性皮炎：將花椒 10 克浸泡在 50 克的酒中，一週後用藥棉蘸酒液外擦患處，有顯效。 |

第二十三式　指點迷津

1. 隨著吸氣，重心左移，身體左轉，右腳稍內扣；同時，右手翹腕（向手背方向）展扇平移至身體左前方，左手順勢後撐；眼看扇面。

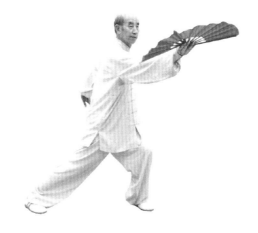

名稱內涵	
指點迷津	指點，就是指導、示意的意思。如杜牧《清明》詩：「牧童遙指杏花村」。 　　迷，分辨不清。如：迷路。《易‧坤》：「君子有攸往，先迷後得主，利。」 　　迷津，謂迷失津渡。孟浩然《南還舟中寄袁太祝》詩：「桃源何處是？遊子正迷津。」 　　養生太極扇中的「指點迷津」，即是指透過習扇，心明眼亮而言。

養生太極扇

套路圖解

　　2．隨著呼氣，重心後移，左腳回收點地成左高虛步；同時，右手隨身體轉動呈開扇狀貼身下移（扇沿朝下），繼而，翹腕貼於身後，變扇沿兒朝上；左掌隨左臂外旋經腰側向左前方伸出，掌心朝上，高與肩平；眼看左掌。

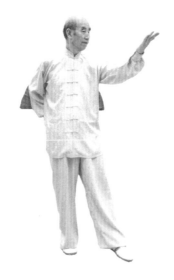

要點提示：

　　本勢以柔緩為重點，精氣神為先導，體現出「心明眼亮，闊步前進」之內涵。

小知識　　同慾者相憎，同憂者相親。意思是說：慾望相同的人互相忌恨；憂患相同的人互相親密。
　　　　　　　　　　　　　　　　　　——《戰國策·中山策》

第二十四式　龍驤虎步

1. 隨著吸氣，兩手姿勢不變；左腳向前上一小步，隨之重心前移，右腳後撩，右腿彎屈；眼看左掌。

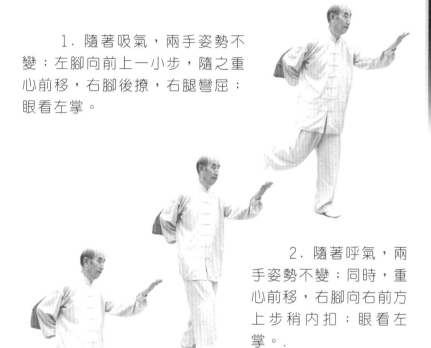

2. 隨著呼氣，兩手姿勢不變；同時，重心前移，右腳向右前方上步稍內扣；眼看左掌。。

繼續呼氣，兩手姿勢不變，重心前移，左腳上步稍外擺；眼看左掌。

名稱內涵		
龍驤虎步	古代稱駿馬為龍。驤，馬首昂舉的樣子。虎，為百獸之王，是勇氣和膽魄的象徵。 龍驤虎步，意思是說，如駿馬高昂的頭，似老虎邁著雄健的步伐。此成語常用來比喻人高視闊步，氣勢威武。	

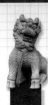

養生太極扇

套路圖解

　　繼續呼氣，兩手姿勢仍不變，重心前移，右腳上步稍內扣；眼看左掌。

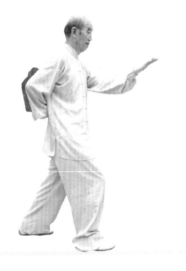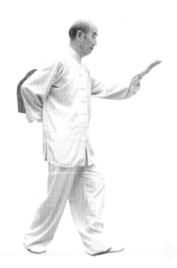

　　繼續呼氣，兩手姿勢仍不變，重心前移，左腳上步稍外擺；眼看左掌。

小知識	中醫養生十忌： 　　一忌「偏食」、二忌「零食」、三忌「暴食」、四忌「快食」、五忌「看食」；六忌「蹲食」、七忌「鹹食」、八忌「甜食」、九忌「走食」、十忌「笑食」。

養生太極扇

3．隨著吸氣，隨轉體右腳上步內扣；同時，右手持扇隨右臂先內旋、後外旋，疊扇於面前平雲一周置於左胸前，左掌隨左臂內旋貼於腰後，重心偏左腳；眼看扇身。

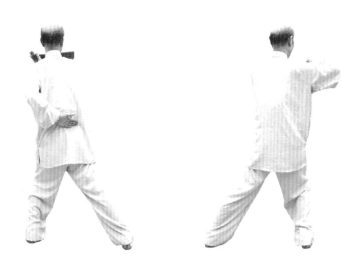

套路圖解

繼續吸氣，隨之重心移於右腳；同時，右手持扇隨右臂內旋置於右胸前，左手隨左臂外旋托住扇尾，準備接扇，扇身平行地面；眼看扇首。

要點提示：

行步時，速度適中，重心下沉，身體中正，行走路線宜成弧形。

小知識　　　飯後食物停胃，必緩行數百步，散其氣以輸其食，則磨胃而易腐化。

—— 《老老恒言》

養生太極扇

套路圖解

第二十五式　天邊掛月

　　隨著呼氣，重心左移，左腿彎屈；身體稍左轉；同時，左手托扇順勢於面前平雲一周後，收於胸前，扇身貼於左小臂外側，手心朝外，右掌收於右腰側；眼看扇首。

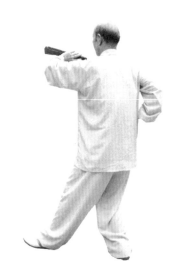

天邊掛月	名稱	「月」之內涵，見「古月沉江」一勢。
	內涵	「星移斗轉月西沉」，其意可謂是寧靜夜晚的象徵。人們在此環境下練武習扇，自然會勾起「明月松間照，春風柳上歸」的遐想，使人忘卻煩惱，促進健康。

　　繼續呼氣，身體繼續左轉（兩腳隨之碾轉）下蹲成盤根步；同時，左手持扇隨身體左轉向左、向下弧形分擺，停於身體左後斜上方，扇身輕貼左前臂；右掌隨右臂內旋亮於頭之右前上方（右中指端亦可點按於太陽穴上）；眼看扇尾。

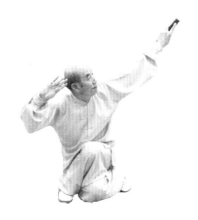

套路圖解

要點提示：

　　1. 右手於面前疊扇平雲時，應主宰於腰。

　　2. 左手持扇弧形分擺成盤根步「天邊掛月」時，仍以腰為主宰，身體稍前傾。

第二十六式　梅雪爭輝

　　1. 隨著吸氣，身體稍起，以右、左腳前掌先後為軸隨體右轉；同時，左手持扇隨身體右轉和左臂先內旋、後外旋順勢平雲一周落於上腹右側，手心朝上，扇身平行地面；右掌於右腰側蓋於扇尾之上，準備接扇；眼看扇首。

套路圖解

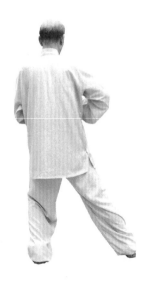

梅雪爭輝	名稱內涵	梅，歲寒三友（松、竹、梅）之一。薔薇科落葉喬木，性耐寒，早春開花。古人認為梅花「稟天質之美，凌歲寒而獨開」，乃花中君子之一。也是中國文人人格最高理想的象徵。 　　雪，晶瑩剔透，氣溫較低時，水氣在雲中直接凝華所致。當降落於大地時，千里冰封，銀裝素裹，給大自然裝點的分外妖嬈。大有與花中君子梅花爭容鬥豔之姿。 　　養生太極扇中的「梅雪爭輝」，由此而得名。

養生太極扇

　　2．隨著呼氣，重心右移，左腳跟進，點於右足弓內側成左丁步；同時，右手接握扇尾向右平斬，手心朝下，高與肩平，扇與臂成一條直線；左掌經腰側亮於頭之左前上方；眼看扇首。

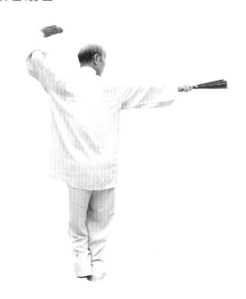

套路圖解

要點提示：

　　1．轉身雲扇時，稍舒胸仰面；左手鬆握扇尾，圓活平落。

　　2．丁步平斬時，可稍用力，斬出後右手宜緊握扇尾。

養生太極扇

第二十七式　月影橫窗

　　隨著吸氣，左腳向左橫跨一小步，腳尖朝前，隨之右腳回收於左足弓內側成右丁步；同時，右手隨右臂稍外旋，屈腕（向手心方向）展扇於右臂內側，左手握拳（方拳）收於左腰側；眼看扇沿兒。

套路圖解

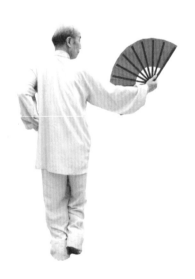

要點提示：

　　成丁步、左手握拳收腰側與右手展扇，宜協調一致。

名稱內涵 月影橫窗	「梅香入夢，月影橫窗」，常用於居室對聯。以此來體現「月影窗前靜，琴聲雨後清」的祥和寧靜之氣氛。

第二十八式　麒麟翻浪

1. 隨著吸氣，右腳跟落地，左腳向後撤步；同時，右手持扇向右疊扇平劈，手心朝上，扇與臂成一條直線，左手不動；眼看扇首。

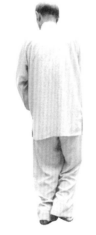

2. 隨著吸氣，重心移於左腳，右腳回收右丁步；同時，右手持扇隨右臂內旋下掛於左胯旁，扇身平行於地面，左拳變掌扶於右臂列缺穴處；眼看扇首。

名稱內涵	麒麟翻浪	麒麟，古代傳說中的一種仁獸，它含仁懷義，行步中規，擇土而後踐，不踩活物。其狀如鹿，獨身，全身生鱗甲，尾象牛。《漢書・武帝紀》顏師古注：「麟，麋身，牛尾，狼頭，一角，黃色，圓蹄，角端有肉。」與龍、鳳、龜合稱「四靈」，常借喻傑出的人，亦多作為吉祥的象徵。 由於麒麟皆在郊藪（沼澤），它在江河湖海暢遊時，波浪滾滾，上下翻飛，從而合其動作高低起伏之意。

養生太極扇

套路圖解

　　繼續吸氣，身體右轉，右腳上步，外擺落地；同時，右手持扇隨右臂外旋順勢向上、向下掛扇，停於右大腿外側，扇首朝斜下方；左手順勢移於右臂大陵穴；眼看扇首。

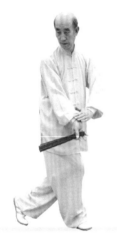
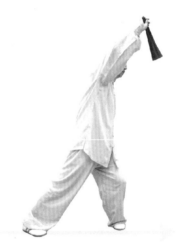

　　3. 隨著呼氣，左腳上步，腳尖內扣，左腿彎屈；同時，右手持扇隨右臂內旋向右、向上、向左掛扇，扇首斜垂地面，左掌弧形收於左腰側，掌心朝上；眼看扇首。

小知識	衛生切要知三戒，大怒大慾並大醉。三者若還有一焉，須防損失真元。 　　　　　　　　　　　　　　　——《孫真人衛生歌》

　　繼續呼氣，右腳稍上提，左腿下蹲，右腳落地成右仆步；同時，右手持扇反穿於右腿內側，扇與臂成一條直線，左掌隨左臂外旋從右手裏面向上穿出；眼看扇首。

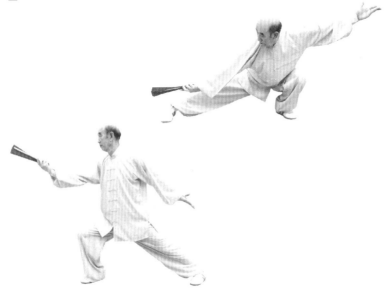

　　4．隨著吸氣，重心右移成右弓步；同時，右手持扇，右臂外旋使扇身旋擰，扇與右臂成一條直線，手心朝上，左臂內旋後伸，掌心斜朝後；眼看扇首。

要點提示：

　　1．上下肢協調一致，連貫進行，右手持扇左右掄掛時，宜走立圓。

　　2．年老體弱多病者，仆步可稍高。

小知識	人生不怕難，就怕愁莫展，能求苦中樂，再難也要活。　　　　　　　　　　　　　——《養生壽老集》

養
生
太
極
扇

第四段

第二十九式　月臨天宇

　　1. 繼續吸氣，重心後移成右橫襠步；同時，右手隨右臂外旋屈腕（向手心方向）展扇於右臂內側，左掌亮於頭之左前上方；眼看扇沿。

套
路
圖
解

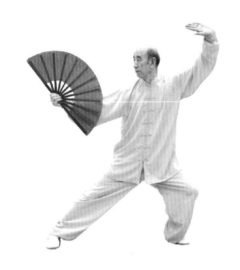

月臨天宇 名稱	「月」之內涵，見「古月沉江」一勢。
月臨天宇 內涵	「臨」，接近、靠近的意思。 　天宇，指浩瀚無際的天空。張九齡《西江夜行》：「悠悠天宇曠，切切故鄉情。」 　養生太極扇中的「月臨天宇」，其右手持扇順勢托舉，宛如一輪明月懸掛於朗朗夜空，普照大地，而得名。

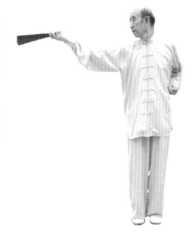

2. 隨著呼氣，左腳向右腳併攏，兩腿伸直；同時，右手順勢向右疊扇平劈，手心朝上，高與肩平，扇與右臂成一條直線，左手握拳（方拳）收於腰側；眼看扇首。

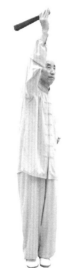

養生太極扇

套路圖解

3. 隨著吸氣，身體左轉，腳跟拔起；同時，右手持扇順勢托起置於右側上方，右臂伸直，扇身平行地面，左拳不動；眼平視左前方。

要點提示：

1. 橫襠步展扇與併步疊扇，動作宜連貫。

2. 百會上頂帶領整個身軀拔起。

小知識

　　子曰：「知者樂水，仁者樂山。知者動，仁者靜。知者樂，仁者壽。」孔子說：「聰明的人喜歡水，有仁德的喜歡山。聰明的人經常活動，有仁德的人經常恬靜。聰明的人心情愉悅，有仁德的人健康長壽。」

—— 《論語》

65

第三十式　孔雀愛尾

　　隨著呼氣，腳跟落地，緊接著，右腳向右後方（稍偏後）撤走，隨之左腳向右腳右後方插步，下蹲成盤根步；同時，右手持扇隨右臂內旋由左前方下落，經腿側撩擺至身後，再隨右臂外旋屈腕（向手心方向）展扇於右臂內側，左拳變掌亮於頭之左前上方；眼看扇沿。

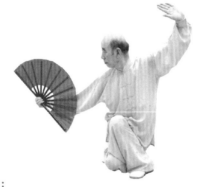

套路圖解

要點提示：

　　1．右腳撤步、右手持扇至身後宜慢。

　　2．左腳插步成盤根步時，右手展扇宜快。

孔雀愛尾　名稱內涵

　　典出《權子·顧惜》：「孔雀雄者毛尾金翠，殊非設色者彷彿也。性嫉妒，雖馴之，見童男女著錦綺，必趁啄之。山棲時，先擇處貯尾，然後置身。天雨尾濕，羅者且至，猶珍顧不復騫舉，卒為所擒。」

　　其意是，雄孔雀的長尾閃耀著金黃和青翠的顏色，美麗動人的紋彩，任何畫家也難以描繪，它生性嫉妒，即使馴養了很久，一旦看見衣著華美的男女兒童，也要追逐他們。孔雀在山野棲息時，總要先選擇擱置尾巴的地方，然後才安身。天陰下雨，打濕了它的尾巴，捕鳥人馬上就要到來，它還是珍惜地回顧自己美麗的長尾，不肯飛走，終於被捕鳥人捉住了。（《中華典故》）

第三十一式　孔雀開屏

　　繼續呼氣，身體稍起，並稍左轉；同時，左臂自然伸直，左手屈腕（向手心方向），左掌拇指和食指指腹相捏，其餘三指自然伸直，組成孔雀之頭頸；右手隨右臂內旋將扇面移至身後呈開屏狀；眼看孔雀之頭。

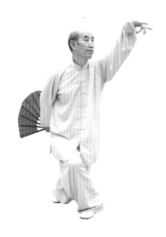

要點提示：

　　1．左右手的轉換，宜協調一致。

　　2．整個動作要做到輕飄徐緩、美觀大方。

孔雀開屏 名稱內涵	孔雀，鳥綱，雉科，稱為「文禽」。雄性體長約 2.2 公尺（包括尾屏長約 1.5 公尺在內），羽色絢爛，多帶有金屬光澤，尾上覆羽延長成為尾屏，開屏時，尤為豔麗。 　　據載孔雀有九德：一顏貌端正；二聲音清徹；三行頻翔序；四知時而行；五飲食知節；六常令知足；七不分散；八不淫；九知反覆。

第三十二式　扇韻生花

　　1. 隨著吸氣，兩腿不動；同時，右手持扇隨右臂外旋向右疊扇點擊，左手變掌側伸，掌心朝上；眼看扇首。

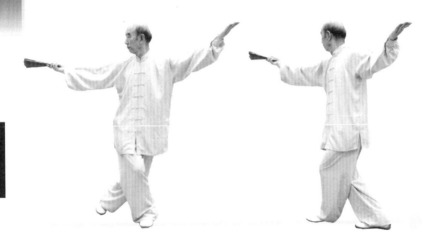

　　繼續吸氣，以左、右腳先後為軸，旋轉一周成交叉步；同時，右手持扇隨身左轉順勢平擺至身後，手心朝上；左掌心仍朝上；眼看扇首。

名稱內涵	
扇韻生花	養生太極扇中的「扇韻生花」，就是指習練者手持綢扇，翩翩起舞，其千姿百態的舞姿，抒發著人們內心美好的情感。

　　繼續吸氣，兩腿下蹲成高歇步；同時，右手持扇先內旋、後外旋於面前平雲一周抱於胸前，扇身平行地面，左手隨左臂內旋扶於右臂大陵穴；眼看扇首。

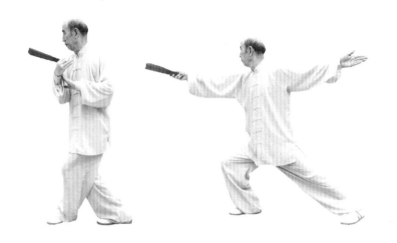

　　2. 隨著呼氣，右腳向右前方（約 30 度）上步成右弓步；同時，右手持扇隨右臂稍內旋前刺，扇與右臂成一條直線，左掌隨左臂稍外旋後伸，左臂伸直；眼看扇首。

小知識	五色令人目盲；五音令人耳聾；五味令人爽口；馳騁畋獵，令人心發狂；難得之貨，令人行妨（操行受到傷害）；是以聖人為腹不為目，故去彼取此。 　　　　　　　　　　　　　　　　　——《道德經・十二章》

養生太極扇

　　3．隨著吸氣，重心後移，右腳尖內扣成右橫襠步；同時，右手屈腕（向手心方向）展扇於右臂內側，扇面朝前，左掌亮於頭之左前上方；眼看扇沿。

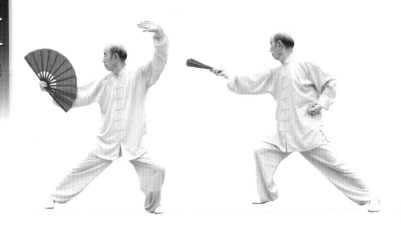

　　4．隨著呼氣，重心前移，右腳尖外擺成右弓步；同時，右手持扇順勢疊合向右平劈，手心朝上，高與肩平，左手握拳（方拳）收於左腰側；眼看扇首。

要點提示：

　　1．右手持扇順勢平擺，宜舒展；面前雲扇時，扇身宜平。

　　2．右手持扇前刺時，下肢應由虛步變成弓步，上體保持斜中正。

　　3．橫襠步展扇和弓步疊扇，宜連貫進行；成弓步時，身體宜斜中正。

小知識	口中言少，心頭事少，肚中食少，自然睡少，依此四少，神仙可了。
	—— 《遵生八箋》

第三十三式　清風穿堂

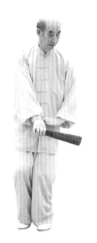

1．隨著吸氣，重心左移，右腳回收於左足弓內側成右丁步；同時，右手持扇隨右臂內旋下掛於左胯旁，扇身平行地面，左拳變掌扶於右臂列缺穴處；眼看扇首。

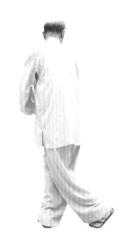

2．隨著呼氣，身體右轉，右腳外擺落地；同時，右手持扇隨右臂外旋順勢向上、向右、向下穿掛於右胯旁，扇首朝斜下方，左掌隨之移於右臂大陵穴處；眼看扇首。

要點提示：
1．右手持扇左右穿掛時，宜走立圓。
2．該勢與下一勢「馬躍檀溪」，宜連貫進行。

清風穿堂	名稱內涵	「清風穿堂、麗日敘懷」，常作為節日喜慶聯。抒發著人們「年年大吉，歲歲有餘」的喜悅心情。 　　此處的「清風穿堂」，是指習練者手持綢扇左右穿掛之姿。

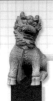

養生太極扇

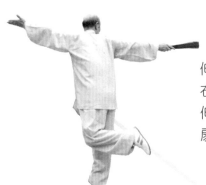

套路圖解

第三十四式　馬躍檀溪

1. 隨著吸氣，右腿微伸，左腳抬起右撩（稍偏右）；同時，右手持扇後伸，左掌向左側伸出；眼看扇首。

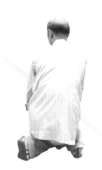

2. 隨著呼氣，右腳蹬地，左腳前躍落地，接著，右腳向左腳斜後方插步下蹲成歇步；同時，右手持扇隨右臂外旋經面前下劈於腿前；左手落於右臂列缺穴處；眼看扇首。

要點提示：

1. 蹬地前躍時，因人而異。
2. 歇步劈扇、轉頭看扇，上下一致。

馬躍檀溪 名稱內涵	典出《三國志·蜀書·先主傳》。故事的大意是講，三國時期，劉備投靠劉表，劉表以禮相待，請劉備出席宴會，但劉表又對劉備不太信任，想在宴會上捉拿劉備。劉備有所覺察，假裝上廁所，騎著他的駿馬「的盧」倉皇出逃。不料，馬掉進檀溪水流之中，劉備非常著急，對馬說：「的盧，今天太危險了，加把勁吧！」，「的盧」應聲，一躍 3 丈，過了檀溪。 　自古以來，人們常用「馬躍檀溪」，來形容擺脫困境，險處逢生。

第三十五式　金童提爐

養生太極扇

套路圖解

1．隨著吸氣，左手不動；以右、左腳先後為軸身體右轉成左虛步，腳尖點地；同時，右手持扇順勢提撩於耳旁，扇首指向前下方；眼看扇首。

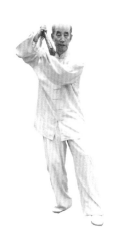

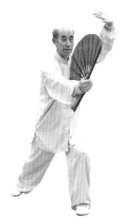

2．隨著呼氣，左腳向左前方上步成左弓步；同時，右手持扇後伸，繼而，隨右臂外旋前撩，屈腕（向手心方向）展扇於右臂內側，左掌順勢上架於頭之左前上方；眼看扇沿。

要點提示：

　　虛步提扇與弓步展扇動作，宜連貫進行，扇走立圓，連貫一致。

金童提爐	名稱內涵	金童，即神童。提，由下往上移。爐，指古代丹家採藥、煉丹之器具。 　　養生太極扇中的「金童提爐」，指習練者右手持扇弓步前撩。

養生太極扇

第三十六式　矯然立鶴

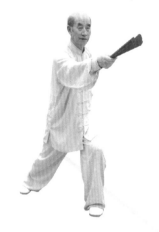

1. 隨著吸氣，兩腳不動；同時，右手持扇向左前方疊扇前點，左掌握拳（方拳）收於左腰側；眼看扇首。

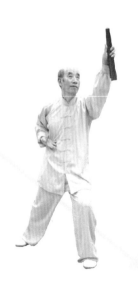

繼續吸氣，右手拋扇使扇尾朝上，左手從下托接扇尾，右掌收至右腰側；重心偏於前腳；眼看扇尾。

矯然立鶴	名稱內涵	矯然：強壯有力、高昂的樣子。 鶴：有丹頂鶴、灰鶴、蓑羽鶴等。年壽長，人稱仙鶴，常用於祝壽之語。 立鶴：如鶴之企足延頸而立，以為佇望之意。三國曹植《洛神賦》：「竦輕軀以鶴立，若將飛而未飛。」 矯然立鶴，即形容動作矯健俊秀，與眾不同。

養生太極扇

　　2．隨著呼氣，重心後移，身體右轉，左腳回收，腳跟靠於右足弓內側成丁字步（或併步），兩腿逐漸伸直；同時，左手持扇隨左臂先外旋、後內旋劃弧，垂直於身體左前方，右手經肩上、耳旁按於左腕之陽池穴處；眼平視左前方。

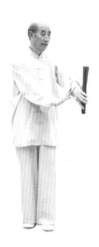

套路圖解

要點提示：

　　1．拋扇時，右手稍內收；同時，手腕向手背方向彎屈上提。

　　2．左手接扇宜屈臂從下向上托接扇尾。

　　3．成丁字步站立時，百會上頂，身體中正。

小知識	人之壽夭，在於樽（酒杯）節，若消息得所，則長生不老。恣其情慾，則命同朝露也。
	──《千金要方》

養生太極扇

套路圖解

收勢：

紫氣歸臍

1. 隨著吸氣，右腳後撤一步；同時，將右掌疊於丹田，勞宮對準氣海（屬任脈穴，臍下 1.5 寸）；眼平視前方。

2. 隨著呼氣，左腳向右腳併攏回收成併步站立勢；同時，左手持扇蓋於右掌背之上，將氣歸元；眼平視前方。

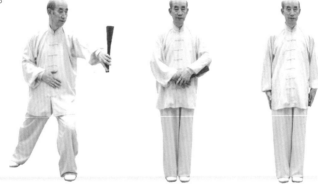

要點提示：

1. 撤步宜穩，動作稍慢。

2. 身體中正，百會上頂。

最後，將左手扇與右掌垂於體側；眼平視前方。

紫氣歸臍	名稱內涵	紫氣，舊指寶物的光或指祥瑞之氣。 《晉書·張華傳》：「初，吳之未滅也，鬥牛之間，常有紫氣。」又傳說老子出函谷關，關令尹喜見有紫氣從東而來，知道將有聖人過關。果然老子騎著青牛而來，喜便請他寫下了《道德經》。後人因以「紫氣東來」表示祥瑞。杜甫《秋蘭》詩：「西望瑤池降王母，東來紫氣函谷關。」瑤池：古代傳說中崑崙山上的池名，西王母所居的地方。 養生太極扇中的「紫氣歸臍」，就是將祥瑞之氣歸於丹田，以扶正氣，強身健體。

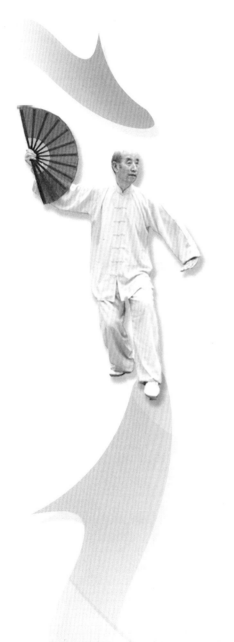

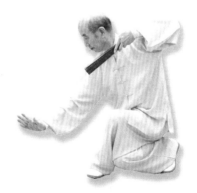

三　連續套路示範

養生太極扇

連續示範

養生太極扇功法

預備式 寧神靜立
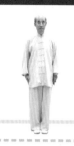

一 神童指路
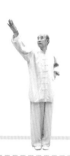

二 矯然立鶴
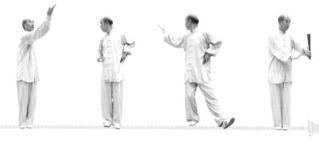

三 展望前程
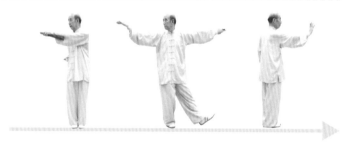

四 雁落平沙
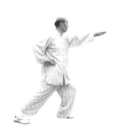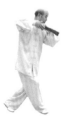

養生太極扇

五　金雞食米

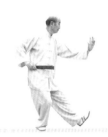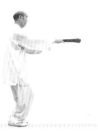

連續示範

六　鸞鳳舒翼

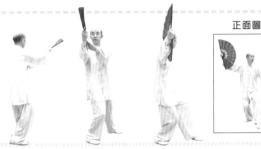

正面圖

七　紫燕拋剪

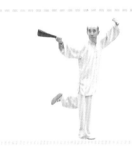

八　蛟龍臥潭

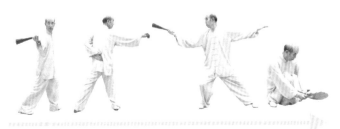

養生太極扇

連續示範

正面圖

九　魯陽揮戈

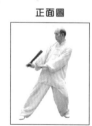
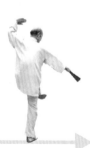

十　撥雲見日

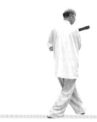
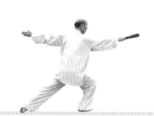

十一　迎風揮扇

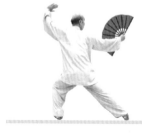
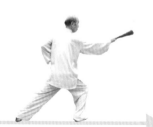

十二　流星趕月

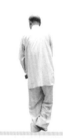
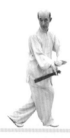

養生太極扇

連續示範

十三　走馬回身

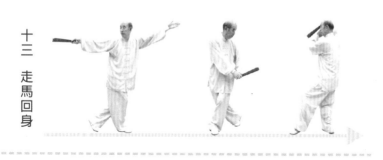

十四　進步連環

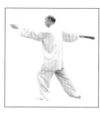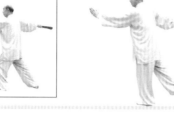

十五　彩雲罩頂

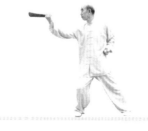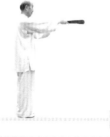

十六　古月沉江

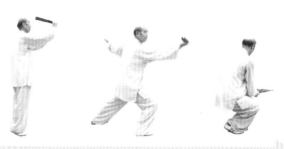

養生太極扇

連續示範

十七　昭君捕蝶

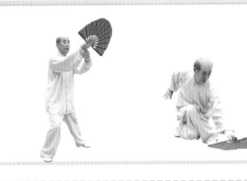

十八　獨立寒秋

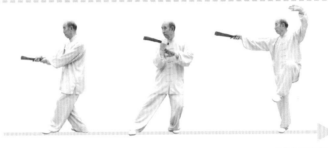

十九　枯樹生花

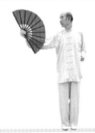

二十　金雞頷首

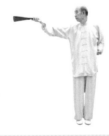

養生太極扇

連續示範

二十一　青龍捲尾

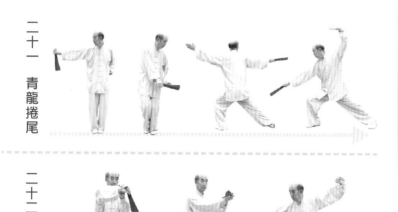

二十二　齋馬清風

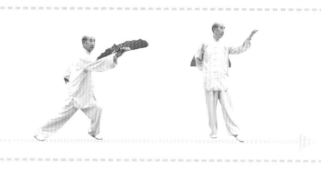

二十三　指點迷津

二十四　龍驤虎步

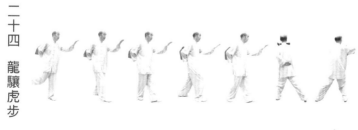

養生太極扇

連續示範

二十五　天邊掛月

二十六　梅雪爭輝

二十七　月影橫窗

二十八　麒麟翻浪

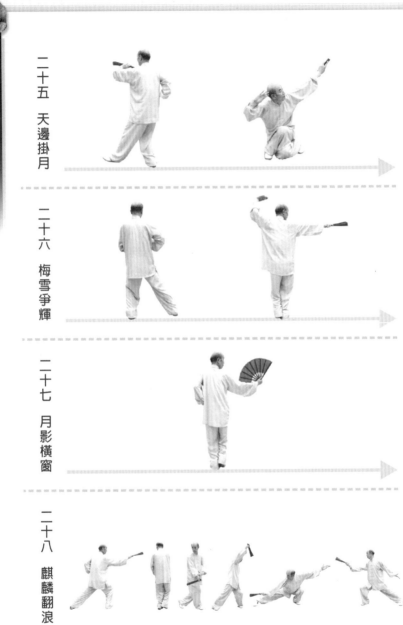

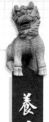

養生太極扇

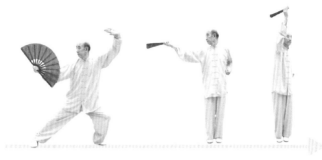

二十九　月臨天宇

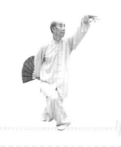

三十一　孔雀開屏

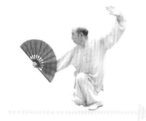

三十　孔雀愛尾

連續示範

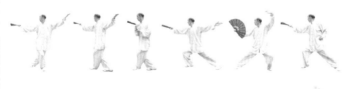

三十二　扇韻生花

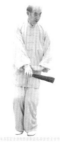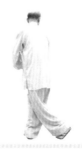

三十三　清風穿堂

養生太極扇

連續示範

三十四　馬躍檀溪

三十五　金童提爐

三十六　矯然立鶴

收勢　紫氣歸臍

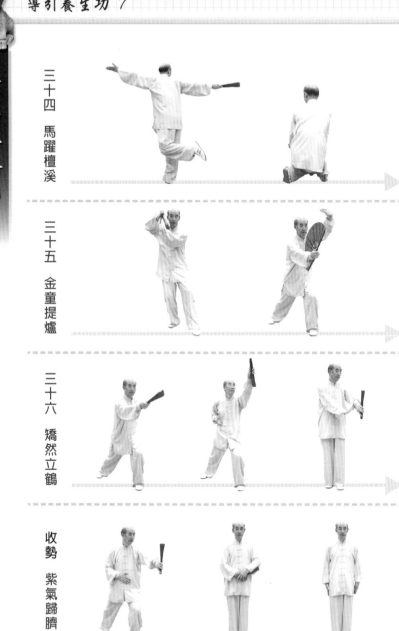

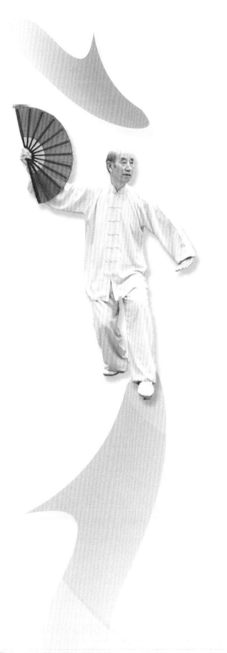

養生太極扇

四　經絡圖

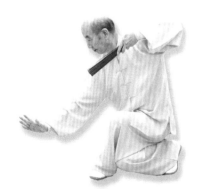

養生太極扇

經絡圖

手太陰肺經

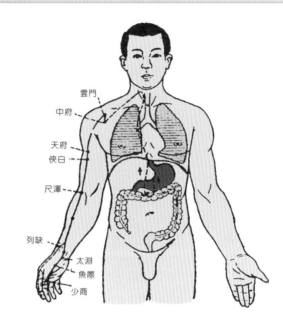

雲門
中府
天府
俠白
尺澤
列缺
太淵
魚際
少商

手陽明大腸經

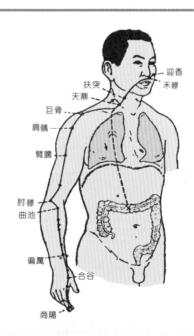

扶突
天鼎
巨骨
肩髃
臂臑
肘髎
曲池
偏歷
合谷
商陽
迎香
禾髎

養生太極扇

足陽明胃經

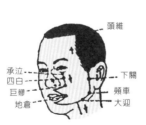

頭維

承泣
四白
巨髎
地倉

下關
頰車
大迎

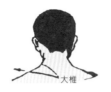

大椎

人迎
缺盆

乳中
乳根
不容

天樞

氣衝

髀關

伏兔

梁丘
外膝眼
足三里
闌尾穴
上巨虛
豐隆
下巨虛

解谿
衝陽
厲兌

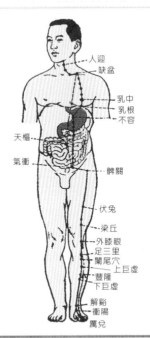

經絡圖

足太陰脾經

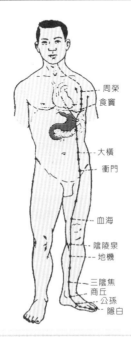

周榮
食竇

大橫
衝門

血海

陰陵泉
地機

三陰交
商丘
公孫
隱白

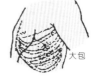

大包

養生太極扇

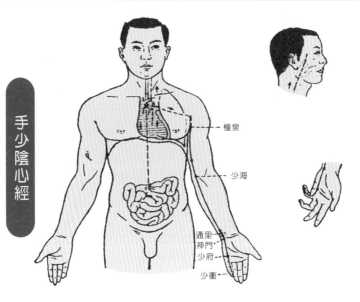

手少陰心經

極泉

少海

通里
神門
少府

少衝

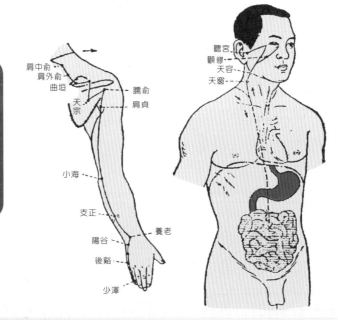

手太陽小腸經

肩中俞
肩外俞
曲垣
天宗

臑俞
肩貞

小海

支正

陽谷

後谿

少澤

養老

聽宮
顴髎
天容
天窗

養生太極扇

足太陰膀胱經

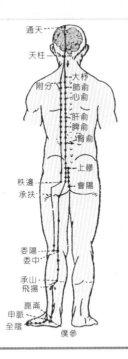

通天
天柱
大杼
附分
肺俞
心俞
肝俞
脾俞
腎俞
上髎
秩邊
會陽
承扶
委陽
委中
承山
飛揚
崑崙
申脈
至陰
僕參

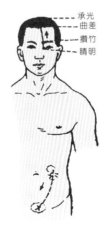

承光
曲差
攢竹
睛明

足少陰腎經

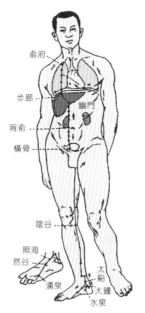

俞府
步廊
幽門
肓俞
橫骨
陰谷
照海
然谷
湧泉
太谿
大鍾
水泉

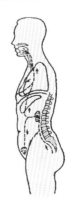

養生太極扇

手厥陰心包經

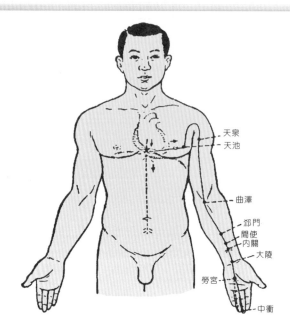

- 天泉
- 天池
- 曲澤
- 郄門
- 間使
- 內關
- 大陵
- 勞宮
- 中衝

經絡圖

手少陰三焦經

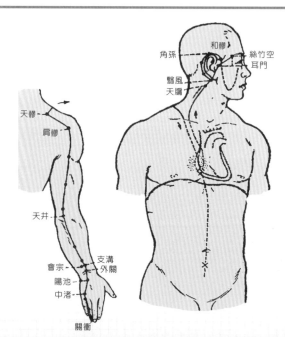

- 和髎
- 角孫
- 絲竹空
- 耳門
- 翳風
- 天牖
- 天髎
- 肩髎
- 天井
- 支溝
- 外關
- 會宗
- 陽池
- 中渚
- 關衝

養生太極扇

足少陽膽經

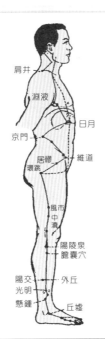

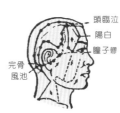

頭臨泣
陽白
瞳子膠
完骨
風池

肩井
淵液
日月
京門
居膠
環跳
維道
風市
中瀆
陽陵泉
膽囊穴
陽交
光明
懸鍾
外丘
丘墟

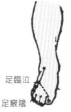

足臨泣
足竅陰

足厥陰肝經

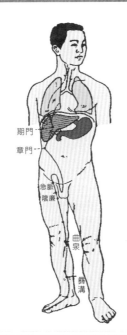

期門
章門
急脈
陰廉
曲泉
蠡溝

93

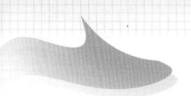

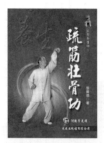

【疏筋壯骨功】是一套預防和治療頸、肩、腰、腿痛、筋力衰弱、不能屈伸、肌肉失養、逐漸消瘦、腰背酸楚、骨弱無力等運動系統疾病的經絡導引動功。其主要特點是：動作舒鬆、幅度宜大、鬆緊結合、緩慢用力、意隨形變、意綿形堅、著重轉體、尤重躬身、強調蹲起，更重膝旋等。經多年的臨床應用和社會實踐，療效顯著，深受中國內外和廣大患者的青睞。

該功法已作為中國《全民健身計劃實施綱要》推廣的功法之一。

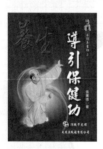

【導引保健功】是一套具有綜合防治意義的經絡導引動功。它是以中醫基礎理論的經絡學說、氣血理論、陰陽五行原理和某些常見病、多發病的病因、病理為依據創編而成的。其主要特點是：意形結合、重點在意、動息結合、著重於息，逢動必旋、逢作必繞，提肛鬆肛、貴與息合，緩慢柔和、圓活連貫等。

該功已推廣、普及到 60 多個國家和地區，強身健體和抵抗衰老的功效顯著，深受廣大群眾和國際友人的歡迎。

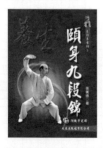

【頤身九段錦】是根據中醫學的經絡學說、氣血理論為指導，創編的養生大法。

其動作簡單扼要、通俗易懂、勢式連貫、協調流暢。在整個練習過程中，要求心息相依、雜念不生、肚腹鼓蕩、鬆實自然、找準穴位、通經活絡。

該「九段錦」既可以坐勢練習，又可取站勢操作。它一方面有助於益氣養肺，在一定程度上防治呼吸系統疾病；另一方面又有助於提高五臟六腑機能，增強機體免疫力、抵抗力。

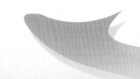

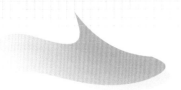

【九九還童功】是全身性運動，全套共有 39 個動作。練習時在腕踝等十二經絡原穴部位「以指帶針」進行自我按摩，增強經絡氣血運行，加強經絡傳導感應，進行從頭到足的疏導；

強調「靜養」，引導練功者追求人與自然、人與社會和人體與身心的「三和諧」，以淨化大腦，達到調心、調息和調形的目的，是一套具有綜合防治效果和顯著抗衰老作用的經絡導引功。

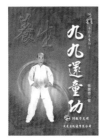

【舒心平血功】是以心血管系統疾病的病因、病理為依據，以中國醫學整體觀，辨症施治和臟腑經絡學說及現代醫學有關理論為指導創編而成的，是一套防治高血壓病、低血壓病、冠心病、心律過速、心律不整、動脈硬化等心血管系統疾病的經絡導引動功，具有有病治病無病強身的顯著效果。

其主要特點是：意形結合、重點在意、動息結合、著重於息、循經取動、強調臂旋、循經取穴、以指帶針、鬆緊結合、鬆觀、鬆貫使末、運動周身、緩寓其中等。

該功法已被選入中國全國普通高校、中醫藥院校及《全民健身計畫實施綱要》的教材中。

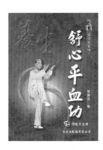

【益氣養肺功】是提高肺功能和防治傷風感冒、急慢性氣管炎、肺氣腫等呼吸系統疾病的經絡導引動功。多年來的臨床觀察和社會實踐證明具有良好的效果。其主要的特點是：意守商陽、綿綿若存、腹式長息、輕吸重呼，循經作勢、旋臂轉頸、循經取穴、以指代針，指趾並重、腰背兼修。

該功法結構嚴謹、連貫圓活，動作簡單、新穎大方，受到廣大群眾，尤其是中老年朋友和慢性病患者的歡迎和喜愛。

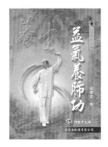

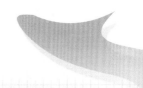

導引養生功 系列叢書

陸續出版敬請期待

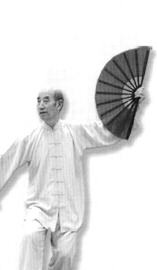

張廣德養生著作

每冊定價350元

全系列為彩色圖解附教學光碟

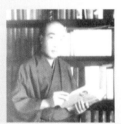 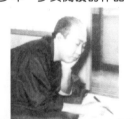 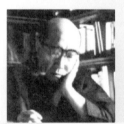
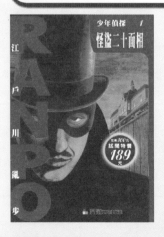 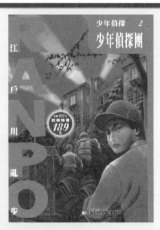 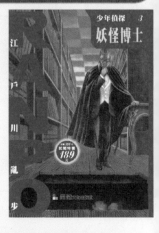